# Bien-être en 5 minutes

# Estienne De Boussas

# Bien-être en 5 minutes

## Des méthodes simples pour libérer votre esprit du stress

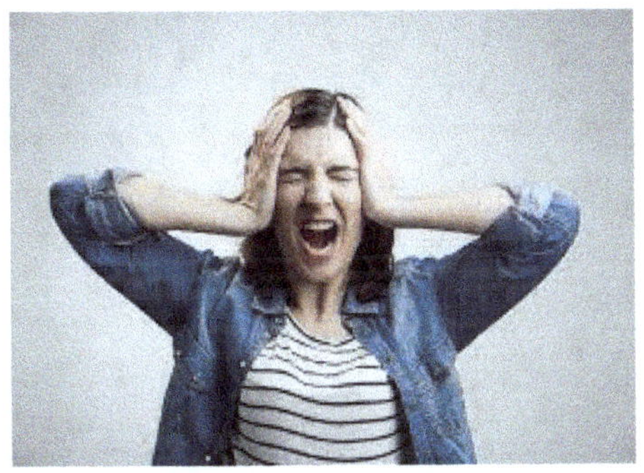

*Selon les sondages, environ 1 Français sur 5 serait sujet au stress quotidiennement. Ce qui équivaut à 19% de la population en moyenne, soit 10 millions de personnes de plus de 15 ans. Il faut dire que les conditions ne sont pas réunies pour vous permettre de vous détendre et de vous sentir bien. La technologie, la pression professionnelle et sociale constante, etc. Alors, afin de vous aider, voici quelques techniques pour vous détendre en 5 minutes.*

# Sommaire

# Pratiquer la méditation pour évacuer le stress

La première solution et celle la plus efficace contre le stress sont la méditation. Il s'agit de se concentrer pour évacuer les pensées et les émotions négatives que vous ressentez pour vous rafraîchir les idées.

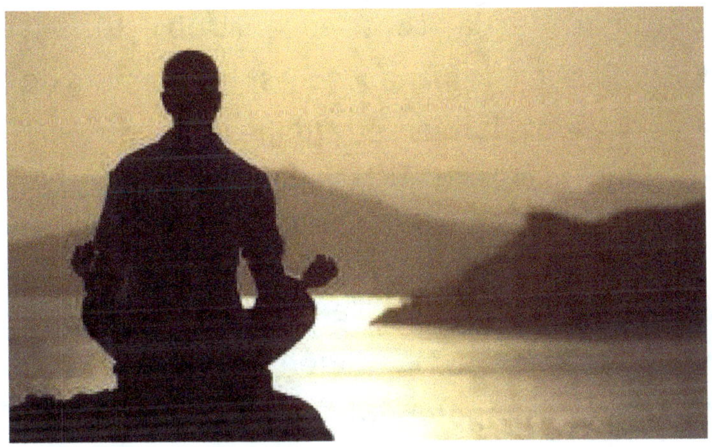

# Les différents types de méditation

Il existe différentes techniques méditations que vous pouvez pratiquer afin de soulager efficacement l'anxiété.

## • *La méditation bouddhique*

Très utilisée pour le « développement mental », la méditation bouddhique obéit à un concept de libération de la conscience. L'objectif est d'attendre le « Nirvana » qui est le summum de la détente et du bien-être dans la philosophie bouddhiste, voire dans la vie de tous les jours.

C'est une technique qui ne s'improvise pas. Vous aurez besoin de l'aide d'un instructeur pour pratiquer la méditation bouddhique. Ce dernier vous apprendra les postures et les préceptes que vous devez acquérir pour pouvoir atteindre ce fameux « nirvana ».

## • *La méditation zazen*

La méditation Zazen allie le bien-être physique et mental, mais aussi votre aisance sociale. Le concept se base sur le fait que vous avez besoin de ces trois piliers pour vous sentir bien et pour apaiser votre esprit.

Comme d'habitude, la méditation Zazen implique de se mettre dans une certaine posture. Ce sera plus propice à la concentration et cela facilitera le travail de la respiration. On pratique surtout la position du lotus ou du demi-lotus. Cependant, vous allez garder les yeux ouverts. De quoi minimiser les risques de somnolence.

## • *La méditation en pleine conscience*

Très tendance depuis quelques années, la méditation en pleine conscience fait de plus en plus d'adeptes actuellement en France. Il s'agit de se concentrer sur votre bien-être intérieur et faire le vide dans votre esprit, tout en étant conscient de ce qui vous entoure.

Cette astuce est recommandée contre le stress au travail. Elle permet en effet de se recentrer et de se connecter avec son environnement, tout en évacuant les détails qui peuvent polluer l'esprit. De quoi vous aider à être plus performant au quotidien.

## ● *La méditation par le yoga*

Si vous faites du yoga, vous savez que ce sport se base sur quelques concepts de méditation. Vous devez travailler la position du corps, le souffle et l'énergie pendant les différentes postures. Ce qui rend d'ailleurs cette activité propice à la détente et à la relaxation.

C'est l'une des techniques de méditation les plus à la portée des simples particuliers. Le fait de se concentrer sur les exercices aide à faire le vide dans votre esprit.

## • *La méditation transcendantale*

Enfin, vous avez la méditation transcendantale. C'est l'une des techniques les plus anciennes. Elle se base sur le fait que le bien-être de l'esprit est une base fondamentale du bonheur.

Et vous pouvez l'atteindre en restant dans le silence et en mettant votre cerveau sur pause.

Avec la méditation transcendantale, au lieu de vous concentrer sur ce qui vous entoure, vous allez vous focaliser sur ce qui se passe en intérieur. Pour vous aider dans cette optique, vous pouvez utiliser des mantras.

Cette technique aurait déjà fait ses preuves dans la gestion des émotions négatives. En vous concentrant suffisamment, vous arriverez mieux à vous calmer. Cela s'applique évidemment aussi au stress et à l'anxiété.

# Comment pratiquer la méditation ?

Vous n'avez pas besoin de vous déplacer dans un centre de bien-être pour pratiquer le yoga. Il suffit d'une pièce propice à la détente et à la concentration pour ce faire. Pour méditer, vous aurez besoin d'un maximum de calme.

La pratique de la méditation ne nécessite pas forcément des heures. Vous pouvez prendre 5 minutes dans la journée pour ce faire. Ce qui vous aidera à évacuer facilement l'anxiété. Vous n'avez pas non plus à changer de posture ni à vous asseoir sur le sol de peur d'être ridicule. Le tout est de fermer les yeux et de se réfugier à l'intérieur de vous.

Contrairement à l'hypnose, la méditation ne vous plonge pas complètement en état d'inconscience. Vous allez donc toujours garder le contrôle de votre corps et de vos agissements. Vous pouvez vous rassurer.

# La méditation pour vous évader en 5 minutes top chrono

Vous pouvez donc utiliser la méditation pour vous évader en 5 minutes top chrono. En gardant la même position, fermez les yeux et ralentissez votre respiration. Concentrez-vous sur le fait d'inspirer et d'expirer de l'air.

Choisissez un endroit calme et sécuritaire dans lequel vous allez vous projeter. Plus vous pratiquez la méditation, moins vous aurez besoin d'un guide pour vous aider.

# Profitez des techniques de respirologie pour être moins anxieux

Vous êtes souvent victime d'anxiété ? Vous devez en apprendre davantage sur la respirologie ? Qu'est-ce que c'est ? Comment ça marche ? Quels sont les avantages ? Le point.

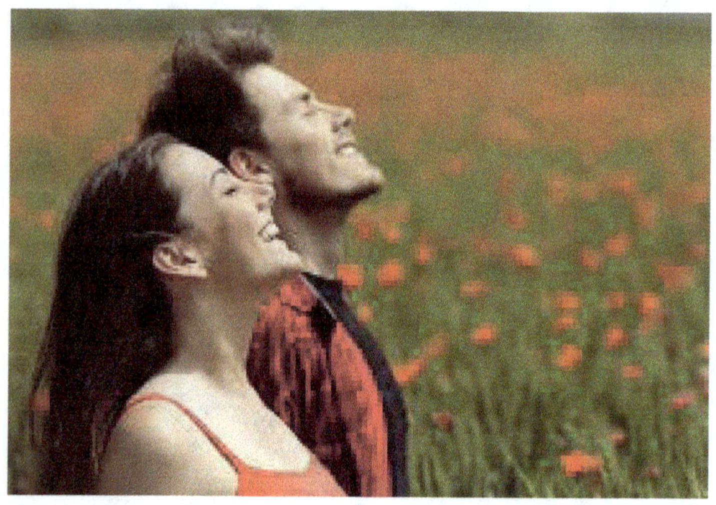

# La respirologie : quesaquo ?

Pour le dire simplement, la respirologie est le fait de maîtriser sa respiration. Quand vous êtes stressé, vous avez généralement tendance à hyperventiler. Le fait de contrôler votre respiration vous aidera à vous calmer rapidement. C'est en cela justement que vous aidez la respirologie.

Vous l'aurez compris, certains en ont fait une science. En effet, il y aurait des techniques efficaces pour vous permettre de contrôler la palpitation pendant les périodes de stress. On vous livre les secrets de ces dernières.

# Comment pratiquer la respirologie ?

Dans sa forme la plus pure, la respirologie se pratique soit en bassin, dans la mer ou dans une pièce calme et bien aérée. L'objectif est de vous apprendre à respirer comme il faut, c'est-à-dire calmement et sereinement. C'est possible, peu importent les circonstances.

Pour commencer, pour respirer, vous devez utiliser uniquement le nez pour respirer. C'est un concept de base que l'on a tendance à oublier, surtout en cas de crise d'anxiété. Cependant, respirer par la bouche vous empêche de vous concentrer et ne fait qu'augmenter votre niveau de stress.

L'astuce de respirologie la plus connue consiste à faire une « respiration carrée ».

La technique est simple : respirez en comptant jusqu'à 4 : 4 temps pour inspirer, 4 temps pour bloquer l'air dans les poumons et 4 temps pour expirer. Il suffit de répéter cette technique plusieurs fois pour se calmer et se détendre.

Vous allez vous concentrer uniquement sur le fait de gérer votre respiration. Vous en oublierez votre entourage. Ce qui vous aidera aussi à conserver votre énergie et de vous débarrasser du stress.

## Quels sont les avantages de la respirologie ?

La respirologie présente plusieurs avantages. En amont, c'est un excellent antistress. Vous régulez ainsi le fonctionnement de votre cœur et de vos poumons. Ce qui évitera les palpitations et les malaises cardiaques. Elle est d'ailleurs recommandée en cas de crise de panique en plus d'être efficace contre le stress.

En plus, la respirologie participe à un bon équilibre émotionnel. Ce n'est pas seulement une technique pour évacuer le stress. Cela permet de le contrôler. Et cela s'applique aussi pour toutes les émotions négatives que vous pouvez ressentir.

Vous pouvez utiliser et conseiller la respirologie même sur des enfants en bas âge. L'astuce peut être assez compliquée au début. Plus vous pratiquez, plus elle sera facile à réaliser.

Cette pratique est très usitée aussi pendant les séances yoga et de méditation. Elle est d'ailleurs la base de la réussite dans ces deux domaines. Si vous maîtrisez la respirologie, vous n'aurez aucun mal dans ces deux disciplines.

# Quid de la sophrologie ?

Non, la sophrologie n'est pas une secte ! C'est un concept de vie. Et d'ailleurs, elle peut vous être utile si vous êtes souvent victime de stress et d'anxiété.

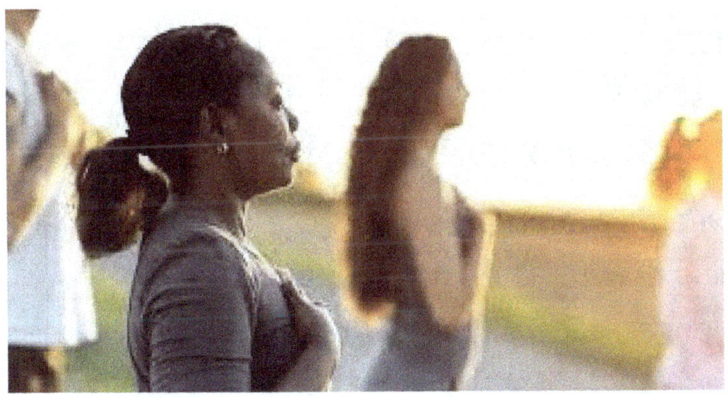

# Qu'est-ce que la sophrologie ?

À la base, la sophrologie est une approche thérapeutique. Elle se base sur le fait de marier votre mental et votre corps pour une parfaite harmonie dans votre conscience. Le tout se passe simplement sous la base de l'influence des mots. La technique combine plusieurs techniques anti stress à la fois. Tel est le cas par exemple de la respirologie, la méditation, l'hypnose, le yoga et la visualisation.

Créée en 1960, la sophrologie fait de plus en plus d'adeptes de nos jours. Il s'agira de vous plonger dans un état d'hypnose légère et de vous guider pour vous aider à retrouver une certaine sérénité. Vous l'aurez compris, elle ne se pratique pas seule. Elle n'en est pas moins efficace pour vous débarrasser du stress.

# Pourquoi la sophrologie ?

La sophrologie a pour objectif de vous permettre de contrôler votre corps, votre mental et vos émotions. Elle vous aide aussi à vous détendre en passant par des techniques de visualisation positive. Ce qui vous permet d'oublier les sources de votre stress rapidement.

Cette approche est de plus en plus recommandée par les professionnels afin de vous permettre de lutter contre le stress.

Cependant, les bienfaits de cette pratique ne s'arrêtent pas là. C'est également une bonne solution pour vous aider à retrouver une bonne qualité de sommeil.

La sophrologie peut aussi être utilisée dans les thérapies individuelles pour aider les patients à retrouver confiance en eux ou à soigner certains blocages émotionnels.

# Comment la sophrologie agit sur votre niveau de stress ?

Simples particuliers, sportifs de haut niveau ou ceux victimes de troubles de la performance à cause de l'anxiété, ceux qui souffrent de stress chronique : tout le monde peut trouver son compte dans la sophrologie. Cette approche permet de se recentrer sur soi-même et de se concentrer sur ses émotions. C'est idéal pour mieux contrôler l'anxiété.

La sophrologie et la technique de projection peuvent devenir une philosophie de vie utile dans la vie de tous les jours. Quand vous sentez que le stress vous submerge, il suffit de vous concentrer pour visualiser un endroit calme qui vous inspire des sentiments positifs. Vous serez ainsi plus résistant face aux sources d'anxiété.

La pratique de la sophrologie vous aidera à faire la part des choses, même en dehors des séances. Vous allez optimiser votre conscience émotionnelle. De quoi vous permettre de transformer l'anxiété en une source d'énergie.

## Comment pratiquer la sophrologie ?

Les séances de sophrologie se passent dans les cabinets des professionnels en la matière. L'ambiance sera plus propice à la méditation et à la concentration. Vous pouvez pratiquer seul ou en groupe. Et selon l'approche de votre guide, vous pouvez être en position debout ou assise tout au long de la séance. Celle-ci peut durer quelques minutes à une heure selon vos besoins.

Rassurez-vous, il n'y aura pas de contact physique entre vous et le guide. Il vous proposera quelques exercices à faire, mais uniquement en utilisant le pouvoir de la suggestion.

Ce peut être des exercices de visualisation ou encore des mouvements simples et calmes, etc.

# 5 minutes de yoga pour vous détendre de manière express

Le Yoga n'a plus rien d'une nouveauté. En France, on ne compte plus le nombre de centres de bien-être qui propose des séances avec des professionnels, et ce, pour tous les niveaux. Il est considéré comme du sport à part entière. D'ailleurs, on ne cache plus les bienfaits du Yoga sur la souplesse, la perte de poids, etc. Mais savez-vous que le yoga pouvait aussi vous aider à vous détendre, et ce, de manière express.

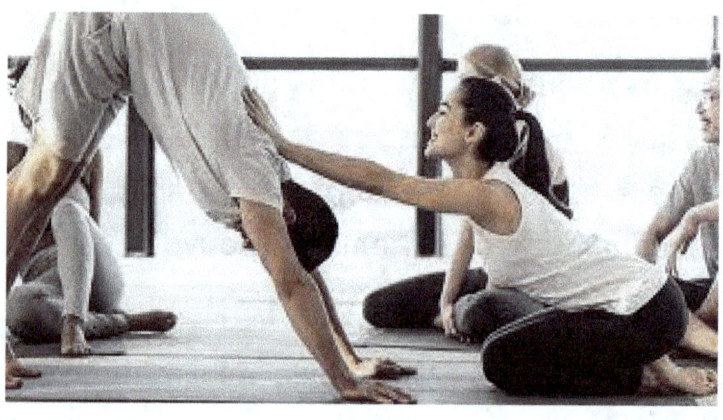

# Savez-vous ce qu'est le yoga ?

Le terme « yoga » peut signifier « mise au repos ». Il s'agit d'une technique de méditation qui combine exercice physique et respiration ainsi que de la concentration.

La pratique s'est banalisée au cours des dernières années.  Mais rares sont ceux qui savent que le yoga se divise en plusieurs grandes écoles. Vous avez notamment les modèles traditionnels : le Jnana Yoga, le Bhkati Yoga, le Karma Yoga, ou le Raja Yoga. Le Yoga que l'on pratique aujourd'hui en France s'inspire surtout du Hatha Yoga. Cela signifie justement « yoga postural ». D'où justement les différentes postures que l'on utilise pendant les séances.

Sachez qu'au-delà des exercices, le yoga est un « engagement spirituel ». La pratique est une des bases de la religion bouddhiste. Il s'agit en effet de se faire guider et de poursulvre un genre de training mental pour harmoniser le corps et l'esprit.

## Comment le yoga peut-il vous aider à vous détendre ?

Pour dire simplement, le yoga est une autre approche de la méditation. Il mise sur le contrôle de la respiration et de la posture ainsi que la concentration pour vous aider à gérer vos émotions, et surtout les pensées négatives. C'est efficace contre le stress.

Pendant la séance, vous allez apprendre à contrôler votre rythme cardiaque. C'est parfait pour se détendre. Mais surtout, vous allez faire le vide dans votre esprit et vous concentrer sur les postures que l'on vous demande de faire.

En outre, c'est un exercice physique qui vous aide à vous dépenser. Ce qui libère de l'endorphine dans votre corps. C'est efficace pour lutter contre l'anxiété.

# Pratiquer du yoga : les bons à savoir

Le yoga postural est parfait pour les débutants. Les centres de bien-être proposent différentes séances avec des niveaux diversifiés pour s'adapter aux capacités physiques de chacun. De quoi réduire les risques de la pratique du yoga.

Inscrivez-vous dans un cours pour commencer votre expérience. Les maîtres yogis vous conseilleront sur les postures à faire et vous donneront des techniques pour les tenir et pour éviter de vous blesser.

Une séance dure en moyenne 30 à 60 minutes. Vous pouvez trouver des cours de yoga qui dure plus longtemps. Tout dépend de votre niveau et de votre disponibilité. Dans tous les cas, portez une tenue appropriée afin de vous assurer un maximum de liberté de mouvement pendant l'exercice. Leggings et un t-shirt large seront parfaits.

Contrairement aux idées reçues, le yoga n'est pas un sport uniquement féminin. Les hommes peuvent aussi y trouver leur compte.

Plus vous pratiquez, plus vous serez expert en gestion de stress. C'est un sport ludique et facile qui vous aidera aussi à vous entretenir.

# Prenez des pauses

Ce sont notamment les surcharges de travail et les pressions de la part de vos collaborateurs ou de la société ou encore l'état des informations qui créent le stress. Dans ce cas, une solution : prenez une pause.

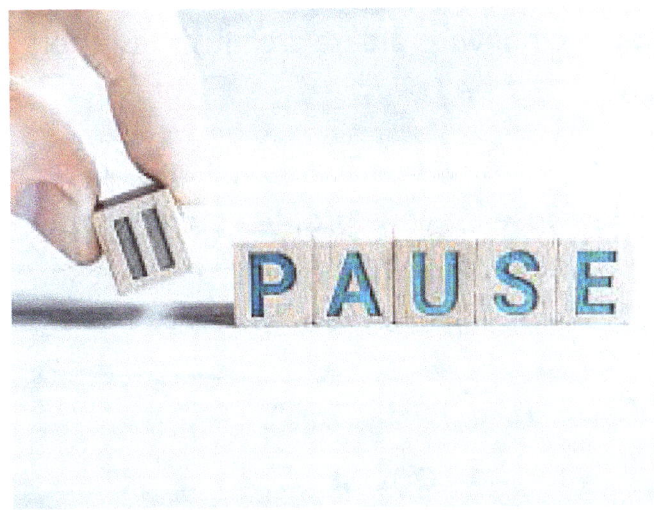

# Une pause de 5 minutes pour discuter avec les copains

Vous n'avez besoin que de 5 minutes de pause pour vous débarrasser du stress. Passez par exemple taper la discute avec un copain ou un de vos collaborateurs. Parlez du beau temps. Racontez-vous des blagues. Le fait de rire libère aussi de l'hormone du bien-être dans le cerveau. Ce qui vous aidera à contrer les effets du stress.

Attention cependant, il doit s'agir d'une véritable pause. Si vous profitez pour discuter encore du travail, ne vous étonnez pas de rester stressé.

# Une pause pour penser à autre chose

Votre stress peut être lié à une tâche bien précise. Vous êtes bloqué ? L'anxiété vous empêche d'être créatifs et de trouver une solution ? Passez à autre chose !

Le fait de penser à autre chose libérera votre esprit. En outre, vous avancerez tout de même sur ce que vous devez encore faire au cours de la journée.

Les scientifiques sont d'accord sur le fait que de se concentrer sur deux choses à la fois minimisent les impacts du stress. Votre cerveau évitera de bloquer sur une seule question et aura toujours l'impression d'être au mieux de sa performance.

## Une pause pour vous rafraîchir les idées et être plus performant

Une véritable pause peut aussi être requise. Profitez-en pour écouter de la musique, pour regarder des vidéos de chat sur YouTube, etc. Vous arrêtez 5 minutes vous aiderez à rafraîchir les idées. Vous serez plus productif après un léger moment de répit.

# Une pause cigarette ou une pause-café pour vous recentrer

Certains ont besoin d'un léger remontant quand ils se sentent stresser. Ce peut être de la caféine, de la cigarette, etc. Ces produits boostent votre cerveau. Ce sont des excitants qui vous procurent du plaisir. Ainsi, vous contrez les effets du stress.

Attention néanmoins, les excitants produisent de la dopamine dans le cerveau. C'est une des hormones du bonheur qui peut créer de la dépendance au fil du temps.

Plus vous choisissez cette solution pour maîtriser votre stress, plus vous en aurez besoin au fil des années. Le sevrage sera alors compliqué. De préférence, limitez l'utilisation des cigarettes ou de la caféine ou d'autres drogues afin de maîtriser votre stress. Vous avez ici d'autres solutions pour y parvenir.

# Qu'est-ce que les micro sieste ? Comment en faire ?

Le sommeil est aussi une excellente solution quand vous faites face au stress. Cependant, vous ne pouvez pas dormir toute la journée. Aussi, la solution est les microsiestes.

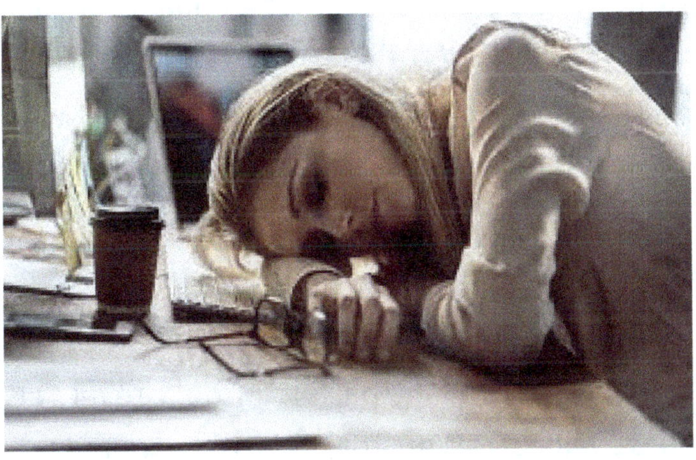

# Micro sieste : quesaquo ?

Le micro sieste est une sieste qui ne dure que 5 ou 10 minutes. Autrement dit, quand vous vous sentiez stressé, au lieu de faire une pause, vous allez en profiter pour dormir un peu.

Cette technique n'est pas une nouveauté. Elle est très prisée par les militaires qui ne peuvent pas dormir 8 heures d'affiler pendant la nuit quand ils montent la garde. Ainsi, ils répartissent leurs heures de sommeil au cours de la journée.

Certains diraient que c'est simplement se reposer les yeux. Pourtant, vous serez surpris de savoir que vous pouvez dormir profondément, allant parfois jusqu'à rêver, et vous réveillez frais au bout de 5 ou 10 minutes.

# Comment le micro sieste agit sur votre état de stress ?

Le micro sieste peut être une excellente solution pour éviter le stress. Cela vous permettra de vous évader. Il n'y a rien de tel que le sommeil pour vous détendre.

Vous allez vous réveiller frais et sans les émotions négatives qui vous encombraient l'esprit il y a quelques minutes. Vous serez donc plus productif et plus concentré.

Les microsiestes permettent aussi de gagner en énergie. Ils ont les mêmes bénéfices qu'un véritable sommeil.

Évidemment, 5 ou 10 minutes de sommeil ne remplaceront pas les 8 heures de repos dont vous aurez besoin pour bien fonctionner. Néanmoins, pour se détendre en pleine journée au bureau, ce peut être une bonne idée.

# Comment pratiquer le micro sieste ?

Mais alors, comment faire ? Pour faire un micro sieste, vous devez raccourcir votre délai d'endormissement. Pour ce faire, videz votre esprit. Si vous arrivez plus facilement à dormir en visualisant une situation, faites-le.

Le plus important est de contrôler votre respiration. Ralentissez et soyez plus serein. Et évidemment, fermez les yeux.

Pendant que vous essayez de vous endormir, conditionnez votre esprit. Gardez en tête que vous n'avez que 10 minutes pour dormir. Et laissez-vous simplement aller. Quand le délai sera passé, votre conscience prendra le relais pour vous réveiller automatiquement.

Vous pouvez choisir une position relaxante pour pratiquer le micro sieste. Certains vont sur le sofa du bureau pour être dans une posture optimale.

Ce qui peut faciliter l'endormissement. Attention néanmoins, dans ce cas, il y a le risque de vous endormir pour de bon. Pour éviter cela, certains se penchent simplement sur le bureau. Vous allez ainsi cacher votre visage. Ce qui vous mettra aussi plus à l'aise pour vous reposer.

Pour vous réveiller pour de bon, allez vous laver le visage avec de l'eau froide. Vous serez prêt pour continuer votre journée.

# Le massage, une technique infaillible contre le stress

Le massage est aussi une autre solution infaillible contre le stress. Détrompez-vous, on ne parle pas seulement des séances où vous devez vous déshabiller entièrement et vous allonger sur une table. Il y a d'autres manières de se relaxer.

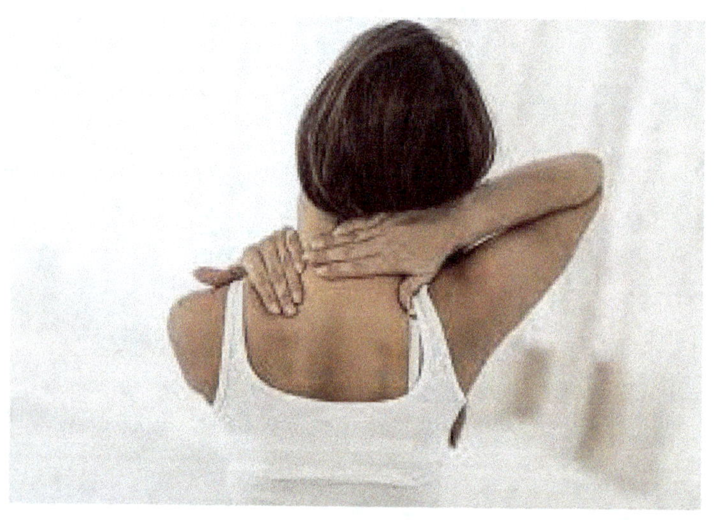

# De l'automassage pour évacuer le stress au travail

Vous l'aurez compris, on parle d'automassage. C'est-à-dire que vous allez vous occuper personnellement de vous-même. En pratiquant quelques techniques de massage sur mesure, vous allez vous détendre en 5 minutes montre en main, et ce, sans avoir à vous déshabiller.

L'automassage se pratique n'importe où. La technique se base sur des points précis sur le corps qui peuvent faciliter la relaxation. Il suffit d'un point de pression pour ce faire. Vous n'avez même pas besoin d'huile de massage.

## Massez le pied pour vous détendre

Selon la médecine chinoise, les pieds font partie des zones les plus sensibles du corps. Il y a des points pour chaque organe du corps. En massant les pieds, vous augmentez donc vos chances de vous détendre. Pour cela, mettez votre pied sur vos genoux, les plantes vers vous.

Avec la paume de votre main, frottez en appliquant une légère pression sur ces dernières. Vous allez ressentir une sensation de bien-être extrême.

Vous aimez les massages qui sont assez durs ? Utilisez votre pouce pour appliquer une pression plus importante. Faites des mouvements dynamiques sur l'ensemble de la plante des pieds. N'oubliez pas les orteils.

## Massez-vous les mains : cela fonctionne aussi

Un massage des mains peut être extrêmement relaxant. Cela peut vous aider à enlever de la pression, notamment si vous travaillez toujours sur un ordinateur. Si vous n'avez personne pour vous masser, utilisez une main pour masser l'autre.

À l'aide de votre pousse, massez la paume de l'autre main. Faites des mouvements de haut vers le bas et répétez en insistant sur les muscles les plus tendus. N'oubliez pas les doigts. Mais attention, ne faites pas craquer vos os. Cela accélérerait la détérioration de ces derniers.

## Pourquoi pas un massage du visage ?

Un massage du visage peut également être efficace pour se détendre. Sans compter que cela va réveiller vos muscles et retarder l'apparition des rides et des ridules.

Encore une fois, vous allez utiliser la paume de vos mains pour l'automassage. Commencez par le front. Partez du centre et étirez vers l'extérieur. Puis, à l'aide de votre pouce, faites une pression sur les creux de votre paupière. Il faudra toujours étendre vers l'extérieur.

Faites-en de même sur vos paupières, sur vos cernes, sur l'espace en dessus de votre nez et sur votre menton.

## Le massage des épaules

L'ensemble des tensions peut aussi se localiser sur vos épaules et votre nuque. Une autostimulation de cette zone vous procurera un bien-être intense.

C'est simple, à l'aide de votre main gauche, faites une pression sur l'épaule droite et vice versa. Utilise votre paume pour légèrement pincer les muscles. Le bout de votre doigt devra toucher l'omoplate.

Faites une pression sur le point que vous allez ressentir sur cette zone. Vous verrez les tensions fondre comme neige au soleil.

# Marchez un peu pour vous détendre

Il n'y a rien de tel qu'un grand bol d'air pour vous rafraîchir et vous détendre. Cela vaut aussi en cas de stress. Sortez, marchez un peu. Cela vous fera le plus grand bien.

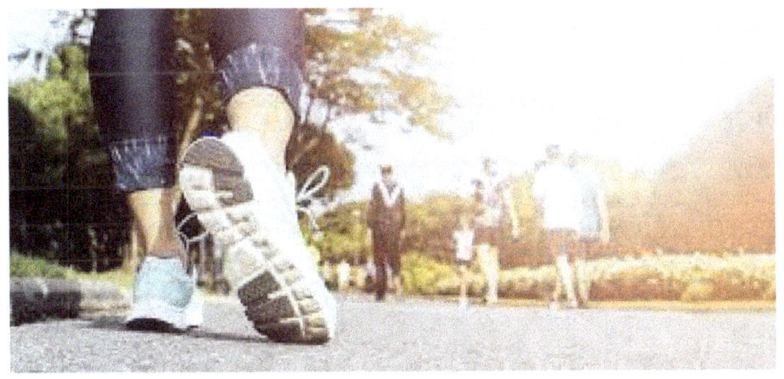

# Marcher est un sport

Savez-vous que la marche était un sport à part entière. Il y a d'ailleurs ce que l'on appelle « la marche sportive ». Mais il ne faut pas absolument marcher très vite pour vous détendre et évacuer le stress. Au contraire, profitez de ce moment de pause pour ralentir. Ce sera plus efficace contre l'anxiété.

Comme n'importe quel exercice physique, la marche peut aider à libérer de l'endorphine dans votre corps. En outre, elle permet à tous les muscles de votre corps de fonctionner. Ce sont deux points importants pour arrêter de stresser.

# Marcher pour profiter de ce qui vous entoure

La marche est aussi une activité en plein air. Pour vous détendre, préférez les parcs, les balades dans les grands espaces ou la grande ville. Vous allez ainsi profiter de ce qui vous entoure. Il n'y a rien de tel pour se dépayser.

Face à l'immensité de l'univers, vous allez très vite vous sentir petit. Vous allez apprendre à relativiser et à prendre du recul. Si vous êtes aussi petit, vos problèmes le sont aussi.

Une pensée qui va forcément vous rassurer et vous aider à vous détendre. Vous allez trouver une solution à votre blocage.

# Profitez de la marche pour maîtriser votre respiration

Profitez aussi de votre marche pour réapprendre à respirer. Contre le stress, un grand bol d'air est toujours appréciable.

Cela vous aidera à vous détendre, surtout si vous commencez à hyperventiler.

Ce n'est d'ailleurs pas conseillé de rester dans un espace restreint en cas de crise de panique. Vous allez très rapidement vous sentir à l'étroit. Ce qui vous stressera davantage. Sortez pour vous rafraîchir et pour remettre de l'ordre dans vos idées. Vous serez plus productive par la suite.

## De la marche quotidienne pour être plus résistant face au stress

Vous êtes souvent victime d'une anxiété chronique et d'une crise de panique ? Pratiquez la marche tous les jours. Préférez les sorties très tôt le matin pour prendre un bon bol d'air frais.

Cela vous aidera à remettre vos idées en place. Vous serez ainsi plus résistant face au stress.

Cette activité physique n'est pas seulement efficace contre l'anxiété. C'est aussi une bonne manière de vous entretenir physiquement.

Comme quoi, le footing n'est pas la seule alternative pour ce faire. La marche présenterait d'ailleurs moins de risque de blessure musculaire et articulaire. Elle vous fatigue moins. Et elle vous empêche de trop suer.

Afin de gagner du temps dans la vie de tous les jours, vous pouvez combiner la marche et certaines activités. Par exemple, vous pouvez utiliser vos pieds pendant une partie de votre trajet pour le travail. C'est aussi écologique et cela vous fera faire quelques économies.

# Riez, prenez du plaisir

Le rire est aussi un excellent antistress naturel. Son avantage est que vous pouvez le faire n'importe où, n'importe quand et avec n'importe qui, et même seul. Le plus difficile étant de voir les choses du bon côté quand vous êtes stressé.

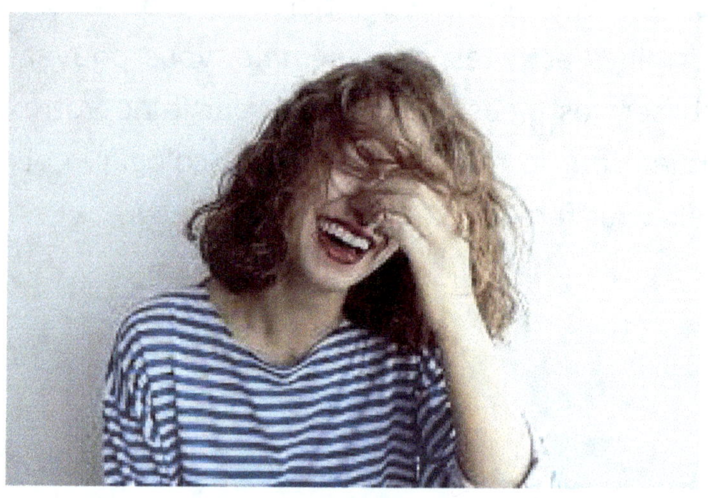

# Le rire libère de l'endorphine

Le rire permet de libérer de l'endorphine. Cette hormone du bonheur bloque celle qui engendre le stress et l'empêche d'atteindre votre cerveau. Ce qui vous aidera à vous sentir mieux en quelques minutes seulement.

Selon les scientifiques, vous devriez rire au moins 10 minutes par jour pour rester en bonne santé. En outre de vous aider à vous sentir bien dans votre peau, le rire rajeunit et peut prolonger votre durée de vie.

# Le rire réduit la pression artérielle

Le rire est aussi une excellente manière de réduire la pression artérielle. C'est un exercice physique qui nécessite certains muscles du contre, dont notamment ceux du cœur. De quoi leur permettre d'évacuer simplement les symptômes du stress.

En réduisant la pression artérielle, vous diminuez les palpitations. Vous allez gagner en énergie et être donc plus résistant face aux signes d'anxiété.

## C'est un excellent anti dépresseur

Le rire est un signe de bonheur. C'est un excellent anti dépresseur. Il agit non seulement sur le mental, mais donne aussi l'impression à votre corps que vous vous sentez bien. Il apporte de la gaieté. Ce qui vous aide à rafraîchir vos idées et à mieux les mettre en place.

La dépression est l'un des facteurs qui mènent au stress. En effet, le fait de se sentir bloquer peut impacter sur votre bien-être. En outre, c'est une émotion négative qui peut en ramener une autre. Avec le rire néanmoins, vous soulagez les deux.

# Le rire sera utile pour contrôler votre respiration

Par ailleurs, le rire serait un excellent moyen pour mieux contrôler votre respiration. En effet, il vous aide à inspirer de l'air pur et à expirer de l'air sal plus rapidement. Autrement dit, cet exercice est idéal pour nettoyer vos poumons.

Il vous apporte un peu plus d'oxygène dans le sang. Ce qui vous fera gagner de l'énergie et vous rendra plus résistant face aux signes de stress.

# Provoquer un rire : comment faire ?

Le rire peut venir seul dans certaines situations. Mais vous pouvez également le provoquer. Pour ce faire, il n'y a rien de tel que d'utiliser la visualisation ou la projection. Pensez à quelque chose de drôle que vous avez déjà entendu ou vécu. Le rire viendra naturellement.

Vous pouvez également utiliser les images ou les vidéos pour provoquer le rire. En faisant le tour d'internet et des réseaux sociaux, vous aurez l'embarras du choix.

Mais il y a une autre astuce pour provoquer le rire. Il paraît que commencer par un rire forcé permettrait d'enclencher un véritable rire. C'est-à-dire que vous allez simplement vous forcer à rigoler. Plus vous vous forcez, plus vous allez trouver la situation hilarante. Ce qui vous fera rire instantanément.

# La musique peut aussi vous aider contre le stress

La musique est le pansement de l'âme, disait le poète. Elle fait désormais partie intégrante de notre vie quotidienne. On l'utilise pour passer le temps, pour s'évader, etc. Savez-vous également que c'est un bon moyen pour lutter contre les effets du stress ?

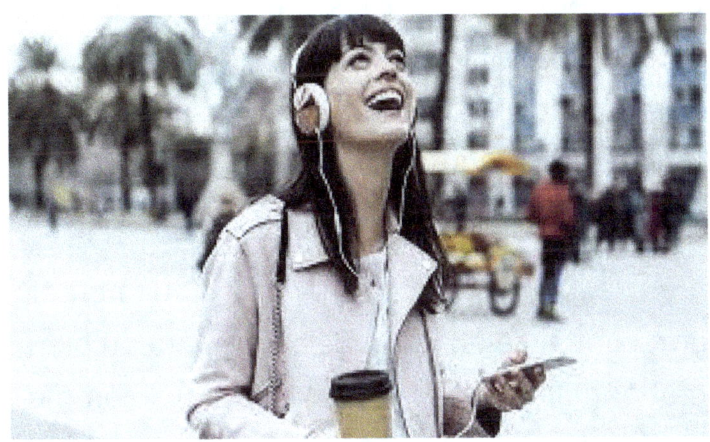

# Les bienfaits de la musique

Plusieurs scientifiques se sont déjà intéressés sur les bienfaits de la musique. Écouter une playlist que vous aimez bien permettrait d'augmenter le taux d'hormone du bien-être dans votre cerveau. Pour dire simplement, cette activité vous détend.

Il est possible de gérer vos émotions en fonction de la musique que vous écoutez. Par exemple, quand vous êtes tristes, le fait d'écouter quelque chose de joyeux et qui donnent de l'espoir peut vous remonter le moral. C'est une excellente solution pour évacuer les émotions négatives qui vous polluent.

En outre, la musique permettrait d'augmenter votre confiance en vous. Cela vous fera du bien émotionnellement parlant comme physiquement. Le fait d'augmenter votre estime de vous-même sera notamment efficace contre l'anxiété.

# Quelle relation y a-t-il entre la musique et le stress ?

Il y a effectivement une relation entre la musique et le stress. En effet, les sons auraient une interaction avec le cerveau.

Ainsi, ils impacteraient directement sur les réactions du corps. La musique pourrait d'ailleurs influencer votre humeur de la journée.

En fonction des rythmes, vous pouvez mieux gérer les symptômes du stress ou au contraire les accentuer. En effet, ils impactent sur votre rythme cardiaque et votre respiration.

Par ailleurs, il n'y a rien de tel que la musique pour vous aider à vous projeter. C'est une excellente solution pour vous dépayser, sans avoir à voyager. Elle facilite la visualisation. Comme susmentionné, c'est une capacité importante pour lutter contre le stress.

# Quel genre de musique écouter pour vous détendre ?

Mais alors, quel genre de musique devez-vous écouter pour vous détendre ? La réponse est déjà dans la question précédente. Préférez les rythmes doux. Cela vous aidera à vous calmer. La musique classique serait par exemple une excellente solution pour lutter contre les effets du stress.

Outre les musiques classiques, vous pouvez aussi opter pour le jazz ou la soul. Ce sont des musiques qui ont des rythmes doux et agréables qui vous aideront à vous détendre.

Néanmoins, si vous n'êtes pas un fan de ce genre de musique, cela ne vous apportera pas grand-chose. Vous arriverez un peu plus à vous détendre si vous choisissez une playliste qui vous plaît. De préférence, choisissez toujours un rythmique assez doux. Évitez les rocks hardcores, la pop ultra-rythmée, etc.

Selon les scientifiques, les musiques acoustiques seraient aussi très efficaces afin de vous détendre l'esprit. Préférez les morceaux qui utilisent de la guitare.

Sur le Net, vous avez d'ores et déjà des playlists faites exprès pour faciliter la détente. Tel est le cas sur YouTube ou sur les réseaux sociaux. Quelques sites internet peuvent aussi vous conseiller des titres adaptés, des classiques comme :

- Belle île en mer de Laurent Voulzy
- Lay me dow de Sam Smith
- Et je l'appelle encore de Véronique Sanson
- La rivière de notre enfance de Michel Sardou
- Photograph de Ed Sheeran
- Caravane de Raphaël
- Impossible de Shontelle
- Hello de Adèle, etc.

# Pourquoi ne pas profiter de votre créativité ?

Vous avez des fibres artistiques ? Vous avez de la créativité à revendre ? Cela peut vous aider à vous rafraîchir l'esprit. Les activités créatives ne sont pas simplement des passe-temps. Elles peuvent être utiles pour assurer votre bien-être.

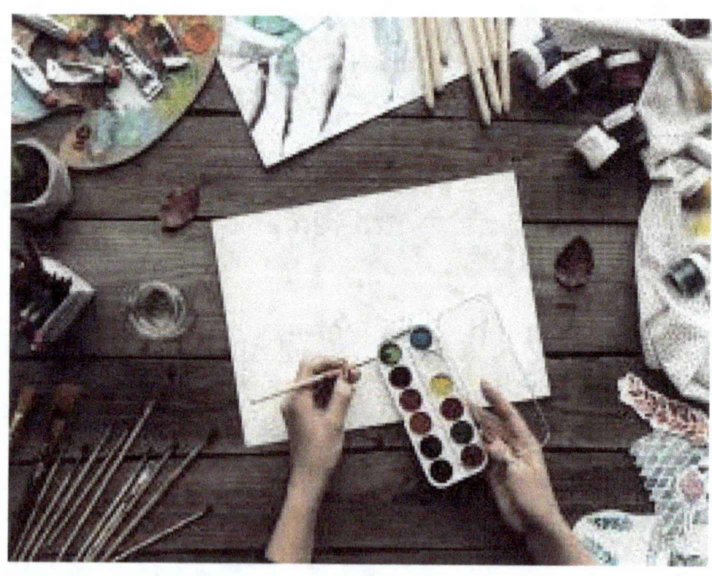

# Essayez la broderie diamant

La broderie en diamant est une activité assez peu connue. Pourtant, elle est très efficace contre le stress. Il s'agit de créer des tableaux en 3D en utilisant des strass de différentes couleurs. Pour ce faire, vous aurez besoin d'un kit spécial disponible pour quelques dizaines d'euros sur les plateformes dédiées.

L'avantage avec la broderie diamant est que vous n'avez pas à créer vous-même les formes à broder. Il vous suffit de remplir les points avec les strass. C'est pratique et simple.

## Initiez-vous à la peinture

Pour vous détendre, pourquoi ne pas vous initier à la peinture ? Cela permet de stimuler votre intellect et de vous évader par la même occasion. Et pour vous aider en ce sens, vous pouvez compter sur les kits de peinture proposés par les magasins. Ils sont notamment idéaux pour les amateurs et les novices.

Il suffit de peindre des zones limitées et numérotées en utilisant des couleurs et un pinceau.

Vous pouvez aussi vous lancer dans l'art abstrait. Il suffit de vous laisser aller sur la toile en utilisant des couleurs et des formes différentes. Mais si vous souhaitez vous perfectionner dans cet art, il y a des cours de peintures que vous pouvez suivre.

## Apprenez des recettes de cuisine

La cuisine est aussi un classique des activités créatives et manuelles. En outre, elle est à la portée de tout le monde. Les recettes sont désormais disponibles en ligne et très faciles à suivre.

Les sensations pendant la préparation des repas vous aident à vous détendre. Le fait de pétrir, de manipuler les ingrédients, de fourrer ou de mélanger remet vos idées en place.

En outre, cela diminue le taux de cortisol dans l'organisme. C'est l'hormone qui est responsable du stress.

## Lancez-vous dans le tricot

Ne vous y trompez pas ! Le tricot n'est pas une activité pour les séniors. Il est d'ailleurs recommandé pour ceux qui sont dans la trentaine et qui sont souvent stressés. Les sensations de la laine peuvent être très efficaces pour vous détendre.

Vous pouvez désormais apprendre à tricoter en ligne. Commencez par des mouchoirs, ou des foulards avant de vous lancer dans des projets trop ambitieux.

Le fait de réussir une création augmentera votre niveau de confiance en vous. Ceci vous renforcera davantage par rapport au stress.

# Devenez un bricoleur du dimanche

Le bricolage fait aussi partie des activités créatives à ne pas minimiser. C'est le fait de réaliser des travaux manuels. Ainsi, vous allez vous concentrer sur quelque chose et évitez de penser à ce qui vous fait stresser.

Pour devenir un bricoleur du dimanche, il suffit désormais de suivre les tutoriels en ligne. Les experts vous guident pour fabriquer une table, réparer une chaise, etc.

## Faites du coloriage

Le coloriage n'est pas seulement un passe-temps pour les enfants. De plus en plus d'adultes font d'ailleurs ce genre d'activité créative pour se détendre. Vous avez des applications qui peuvent vous permettre de le faire sur votre Smartphone ou votre tablette. Ce qui s'avérera pratique pour vous détendre au travail.

Le coloriage est d'autant plus efficace contre le stress que cela vous permet de voir différentes couleurs en même temps. Il n'y a rien de tel pour apporter de la gaieté dans votre esprit.

## Apprenez à dessiner

Le dessin est une activité créative assez simple. Pour certains, il suffit de prendre un crayon et de se laisser aller sur le papier. D'autres sont plus exigeants et plus perfectionnistes. Pour vous aider, vous avez les matériels de projection que vous pouvez utiliser afin d'assurer le style et la réussite de votre dessin.

Une autre solution serait aussi de suivre des cours de dessins. C'est ludique et cela vous permettra de prendre du temps pour vous pendant quelques heures par semaine. Ce qui est d'ailleurs aussi efficace contre le stress.

# Qu'en est-il du scrapbooking ?

Le scrapbooking est une activité créative qui consiste à couper, coller et assembler différents éléments de différentes couleurs et de diverses matières. Ce n'est pas nécessaire d'être un véritable artiste pour se lancer dans cette activité. Il suffit de laisser parler votre créativité.

Peu importe l'activité que vous aurez choisie, elle vous aidera à vous concentrer sur autre chose. Les couleurs et les sensations vous apporteront un sentiment de bien-être intérieur. Ce qui sera efficace contre le stress.

# Projetez-vous et visualisez pour mettre fin à votre anxiété

Il est également possible d'utiliser la technique de la visualisation positive pour mettre fin à votre anxiété. Cette approche peut être utilisée seule ou en accompagnement des autres astuces antistress comme la méditation ou le yoga.

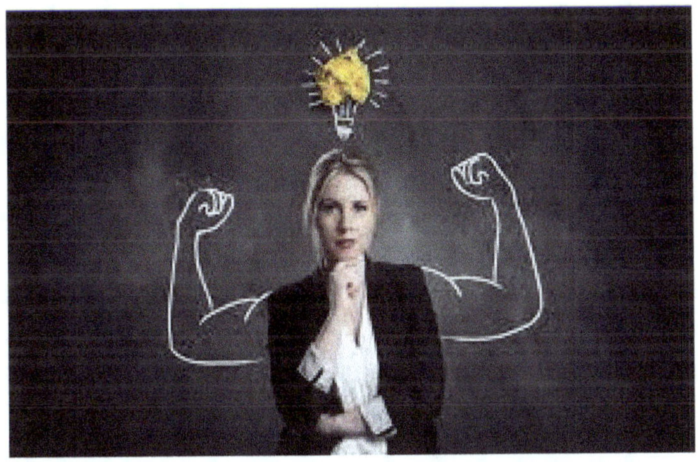

# Qu'est-ce que la visualisation positive ?

La visualisation positive est un exercice mental. Il s'agit de faire un travail de projection qui vous aidera à vous sentir mieux dans votre peau et à mieux gérer vos émotions. C'est notamment une technique très appréciée pour contrer les effets du stress.

Elle nécessite de faire appel à vos 5 sens : l'odorat, l'audition, la vue, le goût et le toucher. L'objectif est de relier les éléments physiques à une projection positive que vous avez dans votre esprit. Pour dire simplement, c'est une modification virtuelle de la réalité qui vous apportera un sentiment de bien-être.

# Comment la visualisation positive impacte sur votre taux de stress ?

La projection vous permet de construire un monde virtuel dans lequel vous vous sentez bien et où le stress n'est pas présent. Ce qui vous permet de contrôler votre respiration et de remédier aux effets de l'anxiété.

On pourrait dire que cela revient à créer un fantasme où tout va pour le mieux. Ce qui persuadera votre esprit que c'est le cas. Votre cerveau va alors diffuser automatiquement de l'hormone du bien-être.

## Comment pratiquer la visualisation positive ?

Pour commencer, mettez-vous dans les meilleures conditions. Vous devez être dans une pièce calme qui sera propice à la concentration.

Vous allez commencer par la vue. Choisissez un objet qui vous rassure et que vous pouvez toucher. Puis, fermez les yeux et imaginez une situation agréable dans laquelle cet objet vous sera utile. Le fait de toucher et de sentir vous aidera dans votre projection. La visualisation se rapprochera davantage de la réalité.

La visualisation positive peut également fonctionner sur simple imagination. Par exemple, quand vous êtes en état de stress aigu, vous pouvez imaginer que vous mangez du chocolat. Vous en connaissez déjà la texture, le goût et l'odeur. Ce qui vous facilitera l'exercice.

# Que penser de l'aromathérapie pour lutter contre le stress ?

L'aromathérapie est la thérapie par l'odeur. C'est une technique aussi des plus prisée actuellement pour lutter contre le stress. Elle est d'ailleurs prisée par de plus en plus de monde.

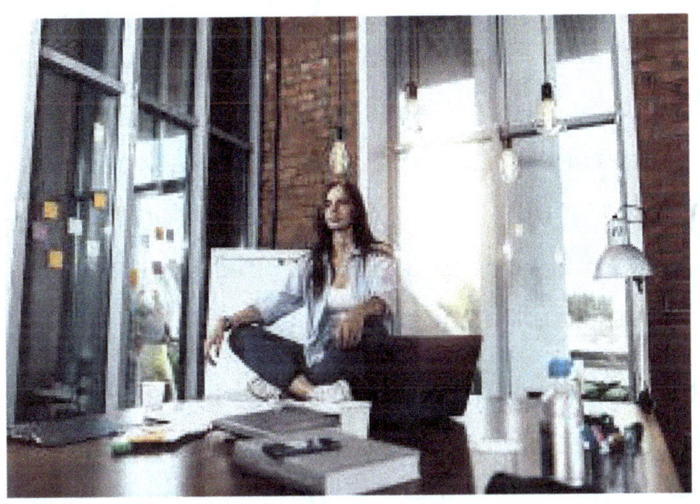

# Comment fonctionne l'aromathérapie ?

L'aromathérapie est le fait d'utiliser de l'huile essentielle pour vous détendre l'esprit et le corps. Le fait de sentir des parfums agréables augmente le taux de production des hormones du bien-être dans votre cerveau. Ce qui vous aidera à limiter les effets du stress efficacement.

Cette technique vous aide également à vous laisser aller. L'esprit n'est pas le seul à se détendre quand vous pratiquez l'aromathérapie. C'est aussi le cas de vos muscles. Vous allez créer un environnement dans lequel vous vous sentez en sécurité et où vous vous sentez bien.

Vous l'aurez compris, il s'agira d'utiliser le sens de l'odorat pour vous aider à vous sentir mieux. C'est une technique qui peut d'ailleurs faire effet en 5 minutes.

# Comment pratiquer l'aromathérapie ?

L'aromathérapie se pratique aussi bien à la maison qu'au bureau. Vous aurez simplement besoin d'un appareil vaporisateur pour ce faire. Celui-ci ne vous coûtera que quelques dizaines d'euros seulement.

Versez quelques gouttes d'huiles essentielles dans l'appareil et mettez-le en marche. La bonne odeur imprimera toute la pièce. Ce qui vous permettra de vous détendre rapidement. Choisissez notamment les bons produits pour un maximum d'efficacité avec cette technique.

On recommande notamment l'huile essentielle de camomille, d'Ylang Ylang, de lavande, de mandarine verte ou d'orange douce.

Pour être efficace contre le stress, l'aromathérapie peut être utilisée en accompagnement d'autres techniques comme la méditation ou la visualisation positive, le massage, etc. Il s'agit de créer une bulle dans votre bureau pour vous permettre de vous détendre de différentes manières.

## L'aromathérapie directement sur la peau

Vous n'avez pas de vaporisateur ? Vous pouvez tout de même faire de l'aromathérapie. Dans ce cas, appliquez directement les huiles essentielles sur votre peau. Ce peut être notamment sur votre poignée. Inspirez un bon coup pour vous détendre rapidement.

Attention néanmoins, dans ce cas, vous n'allez pas en faire profiter toute la pièce. L'approche est plus discrète. Ce qui peut d'ailleurs être recommandé si vous êtes au bureau. Les odeurs sont plus concentrées. Et ce sera peut-être plus efficace en cas d'anxiété aiguë.

# Le sexe : un bon antistress

Ce n'est plus un secret pour personne. Le stress, au-delà du plaisir qu'il peut proposer, peut être un excellent antistress. Il est naturel, sans risque et efficace en quelques minutes seulement.

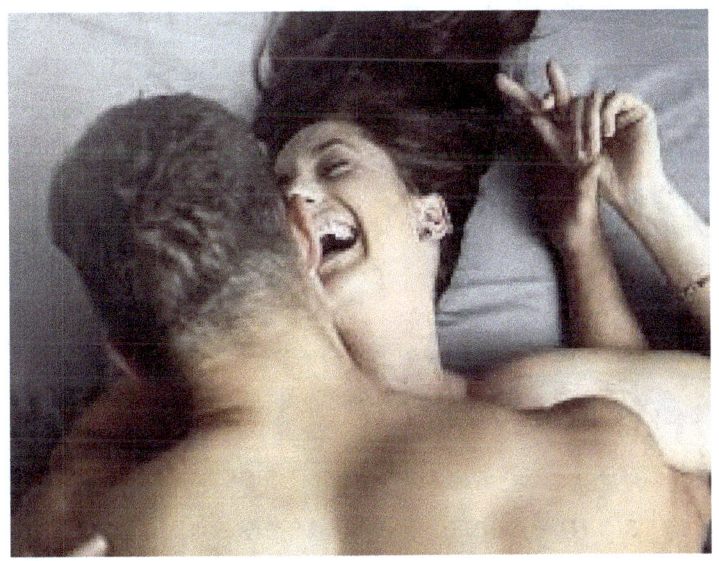

# Les scientifiques en apportent la preuve

Les scientifiques de l'université de Princeton ont mené l'étude et ont prouvé que le sexe comme une solution contre l'anxiété n'était pas seulement une légende urbaine. En effet, l'acte sexuel et l'orgasme permettent de booster la production d'un certain nombre d'hormones dans le corps. Tel est le cas de la dopamine, de l'endorphine, de la sérotonine et de l'ocytocine. Ce sont des hormones du bonheur, du plaisir et du bien-être. Cette surproduction bloquerait les effets du stress sur le cerveau et vous permet de vous évader.

## Le sexe : un sport à part entière

En outre, le sexe peut être considéré comme un sport à part entière. Il sollicite en effet plusieurs muscles en même temps, dont ceux du cœur.

Une stimulation qui permet non seulement de perdre du poids, mais aussi de réduire la pression artérielle et de détendre les vaisseaux. Vous allez ainsi mieux respirer et éviterez les symptômes gênants de l'anxiété.

## Le sexe pour mieux dormir par la suite

Il a également été admis que le sexe aidait à améliorer le sommeil. Il facilite l'endormissement et vous permet de vous détendre pour un sommeil paradoxal plus intense. Certains le citent comme un somnifère naturel. En tous les cas, le fait de dormir suffisamment vous permet d'être plus résistants face aux stress et à l'anxiété.

## Ça marche aussi la masturbation

Vous êtes célibataire et toujours stressé ? Le plaisir en solitaire peut également être efficace face au stress. Les avantages et les bienfaits de celle pratique ne se trouvent pas dans l'acte en lui-même, mais dans l'orgasme. En effet, c'est le fait de jouir qui vous permet d'évacuer le stress.

Il existe désormais d'innombrables accessoires qui peuvent vous aider à explorer votre sexualité en solitaire. Profitez-en pour en apprendre davantage sur vous. Ce qui vous permettra de mieux guider vos prochains partenaires.

Pour être à l'aise avec votre corps et pour évacuer le stress, les médecins recommandent notamment 15 à 20 minutes de masturbation quotidienne. Si vous êtes seuls, vous allez pratiquer le sexe en solitaire. Si vous êtes en couples, ce peut aussi être une bonne chose pour votre intimité que de stimuler sexuellement l'un l'autre.

# Stress et sexe : une arme à double tranchante

Le stress est certes un excellent antistress. Néanmoins, il peut également en être la source. Si vous mettez trop de pression sur vos relations ou sur votre partenaire, cette activité vous apportera davantage d'anxiété, voire des troubles de la performance. Donc, faites attention !

Envisagez cette activité comme un simple moment de partage dont l'apogée ne sera pas forcément l'orgasme. Le simple contact avec votre partenaire et les sensations que peuvent provoquer les stimulations sexuelles peuvent déjà vous apporter énormément de plaisir et vous aider à vous dépayser et à vous détendre. Et si vous vous laissez suffisamment aller, l'orgasme viendra tout seul.

# Un gros bisou pour libérer de l'endorphine

Pour contrer le stress et vous détendre en 5 minutes, vous devez libérer de l'endorphine en grosse quantité dans le cerveau. Quelques techniques seront plus efficaces que d'autres pour y parvenir. Tel est le cas par exemple d'un baiser.

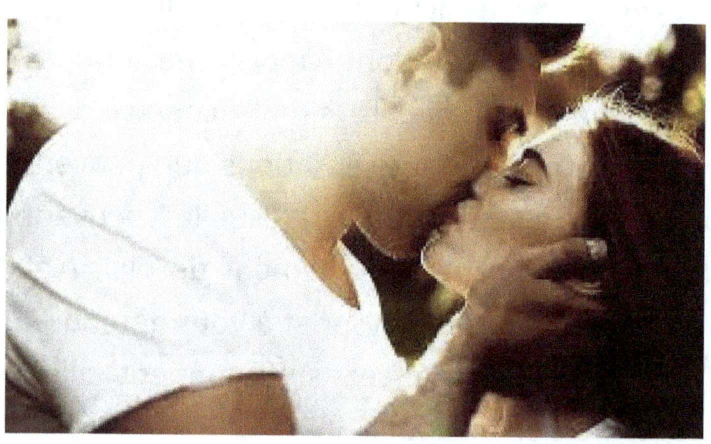

# Que provoque le baiser sur votre organisme ?

Peu de personnes le savent, mais le baiser est aussi sensuel et thérapeutique que le sexe. Outre l'action physique et amoureuse en elle-même, il peut présenter quelques avantages sur votre organisme.

Pour commencer, comme susmentionné, le bisou libère de l'endorphine qui est une hormone du bien-être. Il augmente aussi le niveau d'ocytocine dans le corps. Ce qui permettra de ralentir le rythme du cœur et de faire baisser la tension artérielle.

En outre, il joue sur le taux de cortisol dans l'organisme. C'est ainsi qu'il agit efficacement sur votre niveau de stress et vous apporte de la bonne humeur.

C'est un acte physique à part entière. On peut même le qualifier de sport. En effet, un baiser pourrait vous aider à perdre jusqu'à 6 calories par minute. Si vous êtes un adepte du french kiss, sachez que cette activité nécessite en moyenne 12 à 29 muscles de la bouche et de la joue. Un travail qui permettra également de contrer les effets du temps.

Au-delà des avantages du baiser contre le stress, celui-ci vous aiderait aussi à mieux entretenir votre santé bucco-dentaire. En effet, avec un bisou, vous allez gagner un peu plus de salive qui vous aidera à mieux nettoyer les tartres sur les dents.

Il s'agit effectivement d'un échange de salive avec ce qu'il y a de bactéries à l'intérieur. Néanmoins, c'est une bonne chose pour votre santé. Pour cause, vous allez développer une immunité contre certaines bactéries et infections.

# Quel genre de baiser peut vous aider à vous détendre en 5 minutes ?

N'importe quel baiser peut vous donner du baume au cœur et vous aider à vous détendre. Ce n'est pas la peine d'être en couple pour profiter de cette astuce. Un simple bisou sur les joues vous réconfortera et vous aidera à vous sentir mieux. C'est la chaleur humaine qui va avec le baiser qui permet de lutter contre le stress.

Il est vrai néanmoins que plus le bisou dure longtemps, plus ses effets antistress se feront ressentir. Les sentiments amoureux envers la personne qui la donne ou à qui vous le donnez décuplent les sensations de bien-être que vous obtiendrez avec un baiser.

Dit plus simplement, un french kiss sera définitivement plus efficace pour vous détendre en 5 minutes.

# Un journal de sentiments pour évacuer le stress

Le journal de sentiments est une technique très usitée en thérapie. Elle s'applique aussi à la lutte anti stress. Mais comment ça marche exactement ?

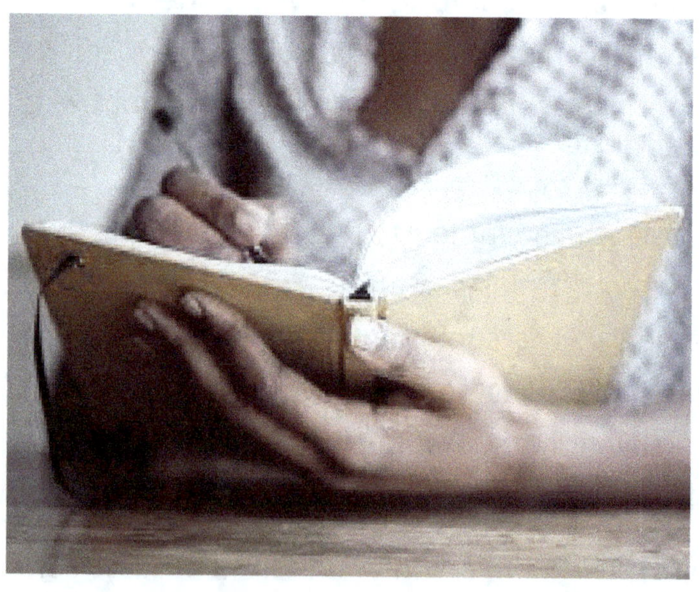

# Un journal pour tout déballer

Le journal de sentiment est comme le journal intime que vous aviez l'habitude de tenir quand vous étiez ado. C'est un cahier dans lequel vous allez déballer tous vos sentiments et ressentiments de la journée.

Certains prennent le temps de l'écrire le soir. Ainsi, ils n'ont pas besoin de revenir plusieurs fois sur celui-ci au cours de la journée. Cela permet de vider son sac avant de dormir pour faciliter l'endormissement et éviter de ruminer sur certains sujets.

Cependant, si vous êtes victimes de stress chronique, rien ne vous empêche d'évacuer vos sentiments négatifs quand la pression est trop lourde. Il suffit d'avoir votre journal de sentiments à proximité pendant la journée.

Dans tous les cas, il n'y a pas de manières précises pour tenir ce journal. Vous écrivez comme bon vous semble et selon vos humeurs.

L'important est de tout noter pour ne pas tout garder en tête.

## Les avantages d'un journal de sentiments pour les éternels anxieux

Cette technique parait anodine, mais elle est très prisée, et ce, par les éternels anxieux de tous les âges. C'est une technique simple afin d'évacuer tous les sentiments négatifs que vous avez accumulée et qui vous pollue l'esprit.

Le fait de tout mettre par écrit donne un certain poids à votre action. Vous avez l'occasion de vous exprimer, tout en conservant l'intimité de vos sentiments. En tous les cas, vous allez simplement vous vider la tête. Ce qui vous aidera à vous rafraîchir les idées.

Vous allez aussi pouvoir garder une trace de vos ressentiments et un rapport de votre journée. De quoi vous permettre de vous améliorer pour demain.

Étudiez les points forts et les points faibles de votre journée pour trouver une manière de ne plus revivre les mêmes choses la prochaine fois.

Cela vous aidera aussi à faire un bilan plus précis de votre année. Vous allez ainsi facilement prendre de meilleures résolutions pour être moins stressé et plus heureux pour les prochains mois.

## Pas besoin de thérapie pour tenir un journal de sentiments

Vous n'avez pas besoin de passer par une thérapie pour commencer une journée de sentiments. Vous n'avez même pas besoin d'acheter un cahier. Avec les nouvelles technologies, c'est possible de créer votre propre journal en ligne ou simplement d'évacuer votre stress en tapant des mots sur Word.

# Manger peut vous aider à déstresser

La nourriture peut être un excellent refuge quand vous vous sentez stresser. En effet, manger peut vous aider à évacuer l'anxiété rapidement.

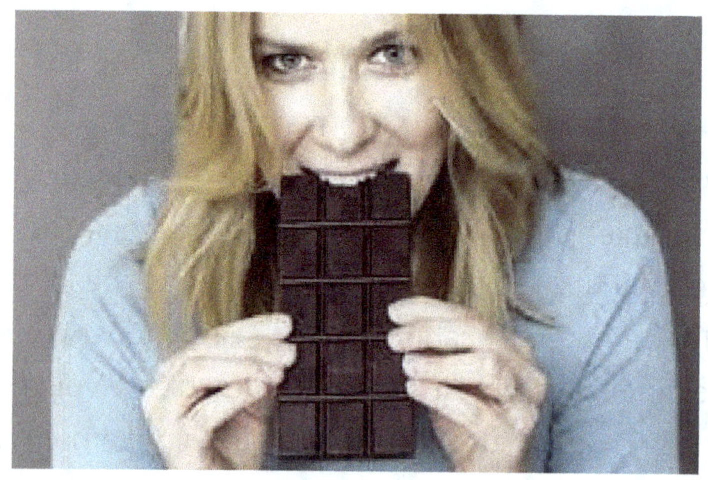

# Le repas est un anti-stress : explications

Selon les scientifiques, la nourriture a toujours été le premier lien affectif d'un être humain. Dès la naissance, c'est une manière de calmer les peurs et la faim. La preuve est faite avec les bébés. Il suffit de les nourrir au sein pour éviter une crise de colère. Cela se laisse aussi transparaître chez les enfants que l'on récompense avec un bonbon s'ils ont été sages. Ce qui vous évite les tensions dans certaines situations.

Des études ont montré que manger permet de libérer de l'endorphine dans le cerveau. C'est une des hormones du bonheur. C'est ce qui permet de calmer certains sentiments négatifs comme la tristesse, la colère et évidemment le stress.

# Choisissez les bonnes nourritures

Cependant, cette aptitude antistress ne s'applique pas à toutes les nourritures. Le Journal of Nutrition and Food Sciences a sorti une étude en 2016 qui estiment que les repas riches en glucides, en protéines et en vitamines A et B ainsi qu'en magnésium et en sélénium sont plus efficaces contre le stress.

Tel est le cas par exemple des noix de pécan, des poissons, des huiles d'amandes, d'avocats, etc. du beurre de cacao, de certains fruits et légumes tels que le choix, les fruits rouges, les oranges, ou encore le chocolat noir, et bien d'autres.

Pour faire plus simple, rien ne vous interdit d'utiliser directement les compléments alimentaires qui combinent directement tous ces éléments. Disponibles sous forme de gélules ou de poudres, ces derniers s'incorporent facilement et parfaitement dans votre alimentation quotidienne. Vous pouvez les mélanger à n'importe quoi.

## Attention à ne pas en abuser

Malgré tout, vous ne devez pas abuser de la nourriture au risque de créer une dépendance. Il faut faire la différence entre « manger parce que vous avez faim » et « manger parce que vous ne vous sentez pas bien ». Autrement, vous risquez de prendre de mauvaises habitudes et de gagner énormément de poids en très peu de temps.

L'obésité ou le surpoids vous exposerait à des soucis de santé assez grave : maladies cardiaques, diabète, problèmes osseux ou musculaires, etc. Pour les éviter, il vaut mieux faire appel à un diététicien qui vous aidera à assurer un certain équilibre alimentaire. Ce qui ne vous empêche pas de faire quelques excès exceptionnels de temps à autre quand vous sentez que le stress monte.

# Le jardinage : un retour aux sources peut être efficace contre le stress

Pour mettre fin à votre anxiété, il n'y a rien de tel qu'un retour aux sources : la nature, le grand air et les grands espaces. Ce n'est pas uniquement en voyageant que vous allez retrouver tout cela. Vous pouvez également le faire en allant simplement dans le jardin.

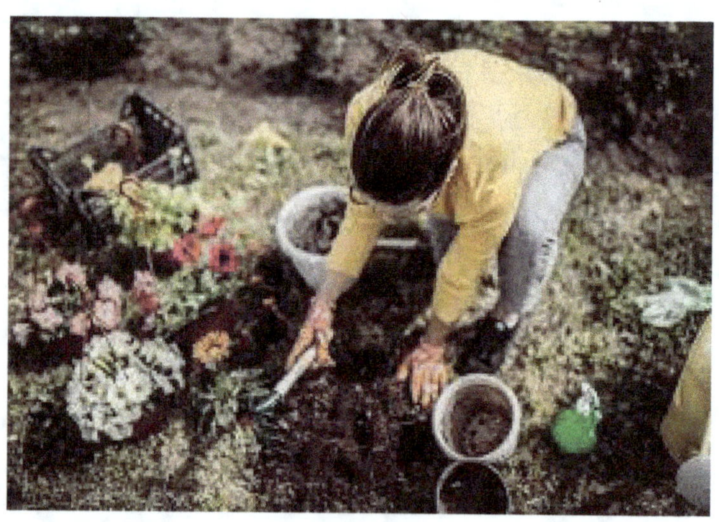

# Le jardinage : un passe-temps qui revient à la mode

Le secteur du jardinage évolue de plus en plus en France depuis quelques années. On enregistre une progression de la tendance de 8.4% en 2020, soit une tension de 3 milliards d'euros dans les accessoires d'aménagement d'extérieur et de plantation en tout genre. Les dernières années, et notamment la crise sanitaire, ont récemment poussé les Français à réfléchir sur l'importance d'un jardin. Si bien que l'on tente de s'organiser pour pouvoir se lancer dans le passe-temps du jardinage. Ceux qui ne peuvent pas déménager dans quelque chose de plus grand s'arrangent avec leur balcon ou leur terrasse. Le plus important est d'avoir un peu de verdure extérieure pour renouer contact avec la nature. On serait désormais 17 millions de jardiniers en France, amateur ou professionnel.

# Les bienfaits du jardinage sur le stress et l'anxiété

Le jardinage peut avoir de multiples bienfaits sur le stress et l'anxiété. Cela permet par exemple de penser à autre chose et de se rafraîchir les idées.

Le contact avec la terre a de quoi vous détendre en 5 minutes montre en main.

En outre, le fait de jardiner améliore l'esthétique de votre espace extérieur. Vous aurez de la verdure et des couleurs dans votre jardin.

Cela vous aidera à vous évader quand vous serez au plus bas. Il n'y a rien de tel qu'une vue sur de la verdure et l'odeur des fleurs fraîches pour vous requinquer.

# Le jardinage pour les nuls : quelques conseils que l'on peut vous donner

Vous pouvez vous lancer dans le jardinage même si vous êtes persuadé de ne pas avoir la main verte. Il suffit pour cela de commencer par des plantes faciles à entretenir. Il existe des variétés qui ne nécessitent pas énormément d'arrosage ni d'entretien. Elles sont quasiment increvables.

Pour les véritables novices en jardinage, il existe des tutoriels et des guides gratuits disponibles en ligne. Rédigés par des experts, ces derniers donnent tous les détails pour réussir une plantation et pour entretenir toutes les variétés de plantes.

Cela va du choix des graines jusqu'à l'emplacement de ces derniers et le rempotage, etc

# Déconnectez-vous totalement pour ne plus être anxieux

L'anxiété est souvent d'origine professionnelle. La société hyperconnectée dans laquelle on vit ne permet pas de se reposer et de se rafraîchir les idées. On est toujours disponible et le travail nous accompagne à la maison. Si vous souhaitez vous déstresser, prenez le temps de vous déconnecter. Et cela peut aussi se faire quand vous êtes au travail.

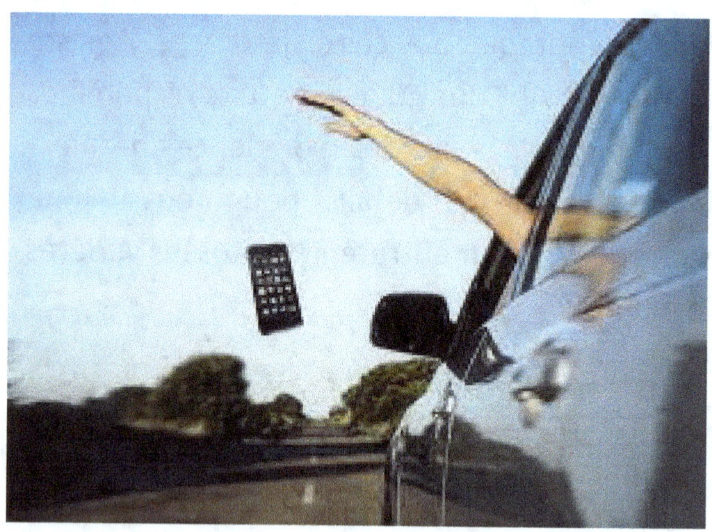

# Remettez vos idées en place

Vous déconnectez vous permettra de remettre vos idées en place. Évitez d'en rajouter avec des informations supplémentaires dont vous n'avez pas spécialement besoin. En vous déconnectant, vous ne serez pas non plus joignable par vos collègues ou votre employeur. Ce qui limitera les coups de pression supplémentaire dans le travail.

Face à la recrudescence des appareils technologiques et d'internet dans le monde du travail, la législation concernant le droit et la protection des travailleurs a dû s'adapter. On parle désormais de droit à la déconnexion totale. C'est-à-dire qu'en dehors des heures de travail et pendant les congés ou les repos, les salariés ont le droit de se déconnecter totalement d'internet et de ne pas être joignables par les employeurs.

# Évitez de vous rajouter du stress avec les réseaux sociaux

La société dans laquelle on vit augmente aussi le niveau de stress. À cause des réseaux sociaux, on est en perpétuelle quête d'un certain paraître. On veut dépasser les autres par une plus belle voiture, une plus belle maison, de meilleures aventures, etc. Ce qui est une pression constante pour tout le monde. Pour vous déstresser en un rien de temps, il y a une seule solution : coupez tout.On assiste d'ailleurs à la démocratisation d'un certain phénomène chez les stars : celle de la grande démission. La majorité d'entre eux décident de stopper les réseaux sociaux. La plupart évoquent une « protection de leur santé mentale ». Cette culture sur Facebook, Twitter, Tiktok, Instagram et autre peut impacter votre personnalité et votre stabilité émotionnelle et psychologique.

# Exit les informations qui n'apportent que des pensées négatives

Vous déconnecter vous évitera aussi de vous polluer l'esprit avec de nouvelles informations négatives. Une seule constatation s'impose de nos jours : le monde va mal. Les bonnes nouvelles se font de plus en plus rares. Ce qui apporte un niveau de pression supplémentaire aux Humains. Il faut agir pour que tout aille mieux.

Cependant, une trop grande influence de pensées négatives ne vous aidera pas à vous sentir mieux. Cela ne fera qu'augmenter votre stress. C'est pourquoi éviter internet est recommandé si vous souhaitez mettre fin à votre anxiété.